AF468907

LOUIS DE BRONDEAU.

Toulouse, imprimerie de A. CHAUVIN, rue Mirepoix, 3.

M. ANTOINE-LOUIS-GEORGES

JEGUN DE MARANS,

DANS LA SCIENCE

LOUIS DE BRONDEAU

BOTANISTE AGENAIS;

PAR LE Dr J.-B. NOULET,

Professeur de thérapeutique et de matière médicale à l'Ecole de Médecine et de Pharmacie de Toulouse, professeur à la Chaire d'Agriculture de la même ville, correspondant du Ministère de l'instruction publique pour les travaux historiques, membre de plusieurs Sociétés savantes.

« La plus grande chose du monde, c'est de
» sçavoir estre à soy. »

Michel de MONTAIGNE.

TOULOUSE.

1862.

MEMORIÆ

AMICI CLARISSIMI

SACRUM.

M. ANTOINE-LOUIS-GEORGES JEGUN DE MARANS,

DANS LA SCIENCE

LOUIS DE BRONDEAU.

Dans les premiers jours de l'année 1860, relevant à peine d'une grave indisposition, je reçus la nouvelle tout à fait inattendue de la mort de M. Louis de Brondeau, botaniste agenais, avec lequel j'entretenais, depuis près de trente ans, des rapports scientifiques suivis (1). J'apprenais en même temps que, par un legs spécial (2) ce regrettable savant avait disposé en ma faveur de sa bibliothèque, de ses manuscrits, de ses dessins, de toutes ses collections enfin. Je me sentis profondément ému : il n'y avait que quelques jours que songeant moi-même à mes livres et à mon cabinet, je m'étais préoccupé de leur destination après ma mort. C'était d'ailleurs la première fois que mon nom figurait sur un testa-

(1) Ce fut sous les bons auspices de M. Chaubard, qui venait de passer plusieurs mois à Toulouse, et avec lequel je m'étais étroitement lié, que je devins le correspondant de M. L. de Brondeau.

(2) Testament du 11 décembre 1859. M. L. de Brondeau mourut le 24 du même mois, à l'âge de soixante-cinq ans.

ment, et celui qui, au moment suprême, m'avait choisi pour dépositaire de tant d'objets précieux ayant fait le charme de sa vie, était un correspondant que je n'avais jamais eu le bonheur de voir !

Il y avait, au reste, peu de mois que, dans un fascicule Cryptogamique (1), M. L. de Brondeau m'avait donné un témoignage de bon souvenir, en attachant mon nom à une des nouvelles espèces qu'il venait de décrire et de représenter avec cette sûreté de pinceau qui lui était habituelle et qui faisait de lui l'un des premiers peintres d'histoire naturelle de notre pays et de notre temps.

Quel avait été le dessein de M. L. de Brondeau en me choisissant pour son légataire scientifique? telle fut la question que je m'adressai aussitôt que mes premières impressions, abandonnant la forme d'émotion morale, qu'elles avaient d'abord revêtue, eurent pris celle de la réflexion ! — Je m'arrêtai à cette pensée : — Le savant défunt connaissait ma ferveur pour l'histoire naturelle de notre belle région du Sud-Ouest, il était sûr dès lors du bon accueil que je ferais à tout ce qui me viendrait de lui. N'avait-il pas aussi voulu, en me livrant ses travaux achevés et ses essais, me ramener à l'étude de la Cryptogamie, que j'avais fort délaissée, après avoir dans ma jeunesse, — il le savait, — apporté à sa poursuite une passion véritable? — Dans tous les cas, il venait de me donner une marque de son affectueuse estime, libre, spontanée, et par cela même d'autant plus honorable.

(1) Dans ses *Illustrations iconographiques et microscopiques de quelques Cryptogames de France.*

Je me hâtai d'écrire à qui de droit pour annoncer que j'acceptais, avec une profonde reconnaissance, le legs qui venait de m'être fait ! Je pensais que ce legs, en quelque sorte pieux, — la science est aussi une religion, — me serait délivré aussitôt que j'en aurais exprimé le désir; il n'en fut pas ainsi. M. l'héritier universel ne contestait point mon droit ; il n'accordait, paraissait-il, aucun regret aux choses léguées; mais il ne voulait point consentir à tout acte qui pût faire supposer qu'il avait accepté l'héritage de M. de Brondeau; toutefois j'éprouvai une vive satisfaction en apprenant que Mme veuve de Brondeau, usufruitière de la totalité des biens de son mari, abandonnait immédiatement à mon profit la jouissance du cabinet qui m'était échu en partage, témoignant ainsi d'une déférence absolue aux dernières volontés de son époux.

Par respect pour la mémoire de M. Louis de Brondeau, je laissai au temps le soin de mieux éclairer celui qu'il avait choisi pour son exécuteur testamentaire. En attendant, je me promis de faire une visite à Mme de Brondeau, dès que les occupations de mon double professorat me le permettraient. Forcé d'ajourner, de mois en mois, ce projet qui me tenait tant à cœur, je ne pus le réaliser qu'à la fin du mois d'août 1860.

J'arrivai à Raignac, — habitation de campagne où M. L. de Brondeau avait signé tant de remarquables travaux, — par une belle après-midi, en compagnie d'un ami qui avait vécu dans la familiarité de ce savant; il devait me servir d'introducteur auprès de sa veuve. D'Agen à Raignac, il n'y a qu'à traverser la vallée de la Garonne, à gauche du cours du fleuve, et à gravir le premier plan des collines assez humbles qui commencent la haute plaine. La route qui du pied de ces coteaux mène à Raignac, est un vieux chemin, très-accidenté, une vraie fondrière en quelques endroits, creusé à travers des bouquets de chênes d'abord, puis des vignes bordées d'arbres et de buissons. Quand on est arrivé sur la première terrasse et qu'on se retourne vers Agen, que l'on vient de quitter, l'œil embrasse un vaste et beau paysage, surtout en pénétrant dans le massif terreux, à ressauts calcaires, qui, du nord à l'est, s'étend à perte de vue, avec les teintes variées que lui donnent des cultures très-diverses.

En reprenant son chemin, à un léger pli de terrain, après une humble croix de pierre, on touche à l'angle d'un bois qui se continue en un jardin d'agrément, planté au-devant d'une avenante maison isolée : c'est Raignac.

Nous avions à peine franchi l'entrée de ce domaine, dont le nom m'était si familier, et où je venais pourtant pour la première fois, que nous nous trouvâmes en présence de M. le docteur Labadie, neveu de Mme L. de Brondeau. Je me nommai, et les mains de mon confrère vinrent au-devant des miennes. Il me présenta à Mme sa tante, que je trouvai livrée tout entière au souvenir, ou pour parler plus juste, au culte de son époux. M. Louis de Brondeau devint le sujet exclusif de notre entretien; j'eus le bonheur d'entendre parler de lui avec l'accent du cœur, et de me confirmer dans l'opinion que je m'étais faite de son caractère aussi élevé que simple et bon. J'aurais voulu, comme je l'avais espéré, trouver à Raignac un portrait de mon ami; mais il n'en existait point. Je le regrettai vivement, n'ayant jamais vu, ainsi que je viens de le dire, mon affectionné correspondant. Pendant mes courses si souvent reprises à travers l'Agenais, je ne l'avais point rencontré, quelque envie que nous eussions l'un et l'autre de nous connaître personnellement.

En parlant de lui, ce sera donc moins la biographie de sa personne que celle de son cœur et de son esprit que j'ai voulu écrire. Je savais qu'il était boiteux, à la suite d'une sorte d'atrophie d'un membre, survenue dès son extrême enfance; il était néanmoins d'une complexion robuste. Sa physionomie sérieuse, triste même, reflétait le calme paisible de son âme et l'excessive bonté de son cœur. S'il paraissait habituellement timide et comme embarrassé, sa réserve ne cessait point d'être prévenante. Il s'était toujours complu dans la solitude et avait fini par s'y abandonner complétement. Cette tendance, qui semblait inhérente à sa nature, avait dû s'augmenter des impressions que, dès son jeune âge, une position délicate lui avait inspirées; il eut à souffrir du hasard de la naissance; il était né avant que sa mère, alors Mme Jegun, fût devenue l'épouse de M. de Brondeau, gentilhomme de vieille roche, ancien gouverneur d'une de nos colonies, grand seigneur de tout point, habitant l'historique château d'Estillac, près d'Agen, ce tant vieux manoir où Blaise de Montluc avait écrit ses Mémoires et où il avait fini ses jours. Notre ami ne porta pas moins dans le monde le nom de Louis de Brondeau, et cela tant qu'il vécut : c'est ainsi qu'il signa ses lettres, ses ouvrages scientifiques, ses dessins; c'est sous ce nom qu'il fut affilié aux Compagnies savantes qui l'associèrent à leurs travaux (1) ; c'est ce

(1) M. L. de Brondeau fut correspondant de la Société Linnéenne de Paris,

nom qu'il se plut toujours à honorer. Civilement, il se nommait Antoine-Louis-Georges Jegun de Marans.

Il était né à Estillac en 1794. Il ne s'éloigna du château que pour aller à Agen recevoir l'éducation classique et y prendre le goût de l'histoire naturelle. Rentré sous le toit natal, il s'adonna, avec une passion qui ne devait point se démentir, à la botanique, et de celle-ci il choisit la Cryptogamie. Cette direction lui avait été inspirée par un savant aimable, qui influença fortement la jeunesse studieuse du nouveau département de Lot-et-Garonne, à la fin de nos discordes civiles. Jean-Florimond Boudon de Saint-Amans, par ses écrits, par ses cours publics, par ses rapports bienveillants avec ses élèves, sut s'en faire des disciples, des amis, auxquels il inspira son zèle pour les études locales. Autour de lui se constitua une phalange de jeunes hommes qui se dévouèrent à leur maître. C'étaient : les deux frères Lamouroux ; l'aîné, Jean-Vincent-Félix, professeur d'histoire naturelle à Caen, et qui mérita, par ses travaux sur diverses productions marines, le titre de correspondant de l'Institut de France ; son frère, J.-P. Lamouroux, auteur d'un résumé de phytographie, traité estimable de botanique élémentaire ; l'un et l'autre trop tôt enlevés à la science ; Louis-Anastase Chaubard, avocat du plus grand avenir, qu'une surdité prématurée jeta dans les études de la nature, où il se fit distinguer par un excellent esprit d'observation, avec une pointe paradoxale, qui lui fraya une voie parcourue non sans

de celle de Bordeaux et de l'Académie des sciences, belles-lettres et arts de cette ville ; il était membre de la Société botanique de France depuis sa création.

éclat. Ce fut la botanique qui l'attira et qu'il ne perdit jamais de vue, même au plus fort de son ardeur pour la géologie. A ceux-ci il faut ajouter les intimes, que M. de Saint-Amans a nommés en tête de la *Flore agenaise* : MM. Itier, docteur en médecine ; de Godailh, ancien député au Corps législatif ; Fauché, ancien pharmacien en chef des armées ; Cyrille Graulhié, ornithologiste distingué ; Du Molin, auteur d'une Flore poétique ancienne ; enfin Louis de Brondeau.

Des efforts réunis de cette active collaboration sortit, en 1821, la *Flore agenaise* que M. de Saint-Amans signa, en faisant à chacun de ses collaborateurs la part qui lui revenait dans cette œuvre commune, dont il s'était réservé la coordination toute Linnéenne. Ce livre, excellent pour le temps, parut sous le patronage de la Société d'agriculture, sciences et arts d'Agen.

Comme complément de la *Flore*, M. de Saint-Amans publia à la suite le *Bouquet du département de Lot-et-Garonne,* fascicule de dessins lithographiés dus aux crayons de MM. Chaubard et L. de Brondeau. Au sujet de ces planches, qu'il me soit permis de noter qu'elles furent un véritable événement à Agen, puisqu'elles inaugurèrent la lithographie dans cette ville. J'en ai retrouvé la preuve dans la correspondance de M. L. de Brondeau. Nous ne nous figurons pas aujourd'hui, où la lithographie est d'un usage si familier, les sollicitudes que l'essai qu'il tentait, grâce à la complaisance de M. Gaulon, de Bordeaux, occasionna à M. de St-Amans, et surtout à son jeune dessinateur, auquel incomba le soin de transporter sur la pierre les dessins de M. Chaubard et les siens.

A l'époque où nous sommes arrivés, M. L. de Brondeau, tout à l'observation des plantes, s'appliquait en effet à mettre son beau talent de dessinateur et de peintre d'aquarelle au service de la botanique. Le dessin, ce complément si utile dans toutes les branches de l'histoire naturelle, devient en quelque sorte indispensable dans l'étude de certains végétaux de l'embranchement des Cellulaires, où l'existence éphémère des individus, et les trop grands changements qu'apportent à leurs formes primitives les moyens de conservation, ne permettent de fixer les caractères de ces plantes que par des représentations d'une rigoureuse exactitude.

Or, c'était à ces productions que s'attachait plus particulièrement M. L. de Brondeau. Herboriser, dessiner, étudier les produits de ses herborisations, fut le doux passe-temps de notre jeune naturaliste. Mal disposé à la marche, il montait un poney docile, qu'il avait su rendre quelque peu botaniste, comme me le disait M. Chaubard, et c'est ainsi qu'il allait à travers terres, prairies et bois, s'arrêtant à son gré, ne rentrant jamais sans avoir fait sa moisson.

Le champ des études cryptogamiques a cela de particulier et d'attrayant qu'il est inépuisable; chaque région, chaque altitude, et dans celles-ci, chaque nature de roches, de sol, chaque production végétale, chaque exposition, comme aussi chaque saison, peut-être même chaque heure de la journée, offre à l'observateur une suite d'êtres sans cesse renouvelés. Rien ne montre plus que ces fragiles productions la richesse et la puissance de la nature.

Les persévérants travaux de M. L. de Brondeau, ses dessins, ses observations, marqués au coin d'une sagacité d'autant plus méritante qu'elle était toute spontanée, n'étaient guère connus que du petit cercle d'amis qui s'était formé autour de M. de Saint-Amans. Une occasion fit sortir de son isolement le botaniste d'Estillac.

La Société Linnéenne de Paris, qui venait de se réorganiser en 1821, s'était placée sous le patronage d'un illustre Agenais, le comte de Lacépède. Elle comptait au nombre de ses membres actifs M. le Dr J.-P. Lamouroux, qu'une étroite amitié unissait à M. L. de Brondeau. Il n'en fallut pas davantage pour que ce dernier fût affilié à la compagnie renaissante, avec bon nombre de ses collaborateurs à la Flore agenaise. Dès lors commença la vie scientifique et publique de notre ami : il communiqua à la Société parisienne des descriptions de plusieurs champignons accompagnées de figures exécutées avec un soin extrême. Persoon, qui tenait en ce moment le sceptre de la Cryptogamie, fit bon accueil aux travaux du modeste provincial. Il n'en fallut pas davantage pour que le botaniste célèbre et l'observateur débutant entrassent en relations suivies ; ce fut là le point de départ d'une active correspondance, qui bientôt prit le caractère de la plus cordiale intimité ; elle ne cessa qu'en 1842, à la mort de Persoon.

Désormais, sous la direction de ce maître éminent, tout en conservant son indépendance, M. L. de Brondeau se livra avec ardeur aux observations microscopiques qu'il avait d'abord négligées, et que Persoon ne cessait de lui recommander. Il n'employa pourtant jamais que des instruments très-ordinaires, d'excellentes loupes et un microscope, que le Dr Lamouroux lui fit construire à Paris. Sa sagacité et la grande habitude qu'il avait d'observer faisait le reste, et comme me l'écrivait M. Maurice Lespiault, son émule et son profond admirateur, qui avait eu occasion de le voir à l'œuvre, M. L. de Brondeau était en quelque sorte favorisé, dans ses recherches, d'une seconde vue.

Après la mort de Mme de Brondeau, sa mère, veuve depuis plusieurs années, M. L. de Brondeau quitta le château d'Estillac et vint habiter, très-près de là, le domaine de Raignac, dans la commune de Moirax. C'était ne point abandonner les lieux chers à ses goûts, à ses habitudes, à ses souvenirs. Il s'y ménagea une résidence délicieuse, quoique modeste, en y bâtissant une maison à son gré, qu'il entoura de plantations utiles et d'agrément; il voulut semer lui-même les arbres et les arbustes qu'il allait disposer si heureusement près de sa demeure, comme pour mieux s'attacher à tout ce qui désormais formerait ses horizons. Ce fut avec ce parti pris d'y vivre et d'y mourir entouré des soins de la compagne qu'il venait de se donner, que M. L. de Brondeau s'établit à Raignac, presque à moitié distance du manoir féodal où il laissait son passé, et de l'antique église de Moirax, qu'il aimait en artiste et en chrétien et qui devait lui offrir un dernier asile dans le cimetière si pittoresque, qu'elle abrite. Raignac fut l'oasis paisible qu'il choisit pour sa seconde halte dans la vie; il y fut heureux, entre son berceau et sa tombe (1).

(1) La pierre qui orne la sépulture de M. L. de Brondeau, dans le cimetière de Moirax, commune dont il fut le bienfaiteur, porte cette modeste inscription qui reflète si bien le caractère de l'éminent défunt :

A LA MÉMOIRE
D'ANTOINE-LOUIS JEGUN,
NÉ EN 1794.
DÉCÉDÉ LE 24 DÉCEMBRE 1859.

Bienheureux ceux qui sont doux et humbles de cœur !

C'est ainsi que dans une conversation pleine d'effusion, où j'avais été autorisé à provoquer les confidences les plus intimes, je venais d'être initié à la douce existence d'un ami que je n'avais connu jusqu'à ce moment que par le côté scientifique.

Mme Jegun de Marans ne voulut point laisser à d'autres le soin de me conduire dans le cabinet d'études de son mari. Je ne sais lequel de nous deux était le plus ému, au moment où cette excellente dame, m'ayant introduit dans ce sanctuaire consacré par tant de veilles utiles, me dit avec une profonde altération dans la voix, qu'elle ne put maîtriser : « Tout cela est à vous, monsieur, ainsi l'a désiré Louis ! »

Nous étions dans une petite salle du premier étage, plus longue que large, à l'exposition du nord-est, avec de beaux arbres en face des fenêtres. En entrant, une armoire vitrée renfermait, dans le bas des herbiers, dans le haut, sur des étagères en gradins, des minéraux et des coquilles. Le fond du cabinet était occupé en entier par les rayons bien garnis d'une bibliothèque parfaitement tenue. Deux tables d'étude : sur l'une, un microscope, des loupes et divers appareils d'observation habituellement employés par M. L. de Brondeau; sur l'autre, des papiers en désordre, des lettres de savants qui attendaient peut-être une réponse, et une pierre lithographique sur laquelle des dessins étaient restés inachevés..... Aux murs de la salle étaient appendus quelques portraits de champignons lithographiés et quelques épreuves de prédilection auxquelles M. L. de Brondeau avait fait honneur de cadres en bois noir.

Mon émotion était profonde : j'étais là par la volonté d'une personne morte, à tout prendre inconnue; je ne pouvais me faire à l'idée que ce que j'avais sous les yeux m'appartînt, le souvenir d'une longue correspondance avec M. L. de Brondeau ne suffisant pas à me faire arriver à la réalité de cette possession. Tout me semblait étrange, fantastique ; je n'osais point, je ne dirai pas toucher à ces objets, miens désormais, mais même les fixer attentivement. J'étais mal à l'aise, obsédé à la fin par les graves pensées que la mort a le privilége d'éveiller dans nos âmes. Aussi, tout en redoutant d'affecter péniblement la juste susceptibilité de Mme Jegun de Marans, je m'excusai de ne point chercher à mieux connaître un don qui m'était si cher, et que plus tard j'ai pu apprécier à toute sa valeur (1).

(1) Mon héritage s'est trouvé composé :

1° D'une bibliothèque, principalement scientifique, comprenant plus de quatre cents volumes.

2° Des ouvrages imprimés de M. L. de Brondeau, quelques-uns en un assez grand nombre d'exemplaires, l'auteur ne les ayant pas livrés au commerce et les ayant peu répandus.

3° De huit albums. C'est la portion la plus précieuse de la collection. Ils contiennent, sans préjudice de nombreux dessins sur feuilles volantes, la représentation de plus de cinq cents espèces de plantes cryptogames. Chaque type est peint d'après nature, dans sa grandeur exacte, et souvent sous plusieurs aspects. Des figures, dans une série croissante de grossissements, accompagnent le principal portrait. On comprend, dès lors, par combien de figures le nombre des objets dessinés se multiplie.

Une partie seulement de ces inimitables portraits est accompagnée des noms des espèces, et, par exception, de notes explicatives.

Chemin faisant, M. L. de Brondeau a dessiné et peint quelques plantes phanérogames et de rares insectes ou animaux observés au microscope.

4° De deux herbiers : l'un de France, phanérogames et cryptogames ; l'autre exotique.

5° D'une intéressante collection de coquilles marines, terrestres et fluviatiles.

6° D'une petite collection d'échantillons minéralogiques.

7° Du microscope et des loupes ayant servi à mon savant ami.

Je lui demandai donc la permission de la quitter, la priant d'agréer ma reconnaissance pour l'accueil si bienveillant qu'elle venait de me faire, et m'excusant d'avoir réveillé dans son cœur tous les poignants souvenirs que, dans ma vive impatience de mieux connaître son époux, je venais d'évoquer.

Je ne pouvais encore fixer l'époque à laquelle il me serait permis de retirer les collections; l'espoir de réaliser bientôt ce dessein fut ajourné, et Me Joseph Fabre, mon gracieux et obligeant avoué d'Agen, ne put m'avertir que j'étais enfin mis en possession de mon héritage, que dans les derniers jours du mois de juillet 1861.

Mes vacances arrivant à la fin d'août, je me rendis à Raignac, où la plus cordiale hospitalité m'attendait. Mme Jegun de Marans, M. le docteur Labadie me reçurent comme m'aurait reçu le bon M. L. de Brondeau; son nom, mêlé à tout ce qui se faisait et se disait, le rendit présent à toutes nos actions. J'aurais volontiers prolongé mon séjour dans cette maison, où je m'appliquais à bien comprendre la vie de solitaire que mon savant ami s'y était ménagée, et qui avait comblé ses modestes désirs; mais j'étais attendu dans cette autre solitude où je me complaisais tant avec ma bonne mère, où je vis seul aujourd'hui. Lorsque j'avais hâte, malgré leurs instances, de quitter mes hôtes de Raignac pour revenir auprès d'elle, rien pourtant ne me faisait pré-

M. L. de Brondeau a laissé peu de manuscrits. Je ne possède que des copies ayant servi à ses Mémoires imprimés, et des extraits d'ouvrages afférents à ses recherches, notes prises au courant de la plume au moment où il étudiait ses chères cryptogames, très-rarement des descriptions complètes et définitivement rédigées : celles-ci sont alors accompagnées de dessins.

sager que dix jours plus tard j'aurais la douleur de lui fermer les yeux !

Qu'on me pardonne de n'avoir pu retenir l'expression de mes douleurs personnelles !... Je reviens à M. L. de Brondeau.

Depuis son mariage jusqu'à sa mort, durant plus de vingt années, il vécut donc à Raignac, entouré d'affection, n'abandonnant pas un seul jour ses études chéries, prenant plaisir à lutter avec la nature, cherchant ses principales distractions dans la représentation des êtres dont il aimait à dévoiler la forme et la structure, sauf à savoir plus tard le nom et le rang qu'ils devraient prendre dans les cadres de la science. Epris de cette douce ambition de connaître une classe de plantes généralement ignorée, il s'appliquait à de difficiles analyses, et cela dans la retraite la plus absolue, n'ayant pour se donner du courage que sa passion même. Il était tout à ce labeur pour la seule satisfaction qu'il y prenait : découvrir un objet, le dessiner, le peindre, l'étudier, le comprendre, tel était le cercle qu'il parcourait avec une application toujours renaissante. Quant à la chimère qu'on appelle gloire, il ne sembla point s'en préoccuper. Cependant le cas que les savants, ses émules en cryptogamie, faisaient de ses travaux, ne le laissaient point indifférent ; il en était flatté, ce qui était juste, mais ce ne fut jamais là le but de ses continuels efforts. Il travailla depuis son extrême jeunesse jusqu'à ses derniers jours, sans aucune de ces préoccupations que l'amour-propre est si ingénieux à mêler aux recherches de la plupart des hommes d'études. Je le répète, en se livrant à d'incessants travaux, il ne suivit que sa pente naturelle ;

mais en apprenant des autres qu'elles avaient quelque mérite, il se prenait à les estimer, comme sur la foi d'autrui. Il me souvient, à cet égard, d'avoir reçu dans ses lettres d'intimes confidences qui me touchaient d'admiration pour une modestie si naïve et si vraie.

Aussi m'étais-je habitué à considérer mon ami, — ce qui m'a été confirmé après sa mort par tous ceux qui l'avaient connu, — comme un de ces esprits qu'une sorte de pudeur domine en toutes choses, à qui il faut un rideau toujours tiré entre eux et le monde; le grand jour les offusque et les réduit à l'impuissance; un travail opiniâtre, retiré, presque mystérieux, leur est seul favorable; quelques rares confidents discrets, qu'ils ne verront peut-être jamais, leur suffisent (1).

Sans doute, le contact plus immédiat des savants, la fréquentation des académies, les luttes de la controverse leur viendraient parfois en aide; on le leur dit, ils se le disent, et ils n'en restent pas moins fidèles à leur tempérament, dût leur réputation en souffrir.

Ce fut sous l'empreinte de ce pli particulier que M. L. de Brondeau dirigea ses études. On comprendra dès lors que, peu porté à les divulguer, il n'en ait publié qu'une faible partie. Ses riches albums témoignent de ce qu'un homme plus envieux de renommée eût pu faire avec les immenses matériaux qu'il avait accumulés. Quelques Mémoires, de simples Notes, habituellement accompagnées de figures, ne faisant ensemble qu'un petit nombre de feuilles d'impression, tels

(1) La correspondance scientifique de M. L. de Brondeau m'a prouvé qu'il n'avait connu personnellement aucun de ses correspondants étrangers à l'Agenais.

sont les fruits épars d'un talent si bien doué et si bien préparé.

Mais n'est-ce pas ainsi que procèdent les natures discrètes? Leur vie s'épuise en piquantes occupations qui en font le charme, à côté des douces affections de la famille.

Venerque, 3 novembre 1862.

TRAVAUX PUBLIÉS PAR M. L. DE BRONDEAU.

Notice sur deux nouvelles espèces de Champignons, découverts et dessinés par L. de Brondeau.

Mém. de la Société Linnéenne de Paris, 1825, tom. 3, p. 7, avec 1 planche.

A la suite de la courte notice de M. L. de Brondeau, Persoon créa pour l'*Helvella sinuosa* BRONDEAU, l'une des deux espèces proposées par ce savant, le genre GYROCEPHALUS.

Note sur le *Conoplea cylindrica* de Persoon; par L. de Brondeau.

Mém. de la Soc. Linn. de Paris, 1826, tom. 4, p. 198, avec 1 planche.

Observation sur une variété remarquable du *Merulius tremellosus* de Persoon; par M. L. de Brondeau.

Mém. de la Soc. Linn. de Paris, 1826, tom. 4, p. 276, avec 1 planche.

Observations sur l'*Agaricus pilosus* de Hudson, par M. L. de Brondeau.

Mém. de la Soc. Linn. de Paris, 1826, avec 1 planche.

Recueil de Plantes cryptogames de l'Agenais, omises dans la *Flore agenaise*, décrites et dessinées par L. de Brondeau.

Agen, F. Noubel, in-8°, de 1828 à 1830, avec 10 planches.

De plus 4 planches sans texte, pour le 4e fascicule qui n'a point été publié.

Description d'une nouvelle espèce de Pezize, par L. de Brondeau.

Actes de la Soc. Linn. de Bordeaux, 1844, tom. 13, p. 273, avec figures.

Agaricus pectinatus prolifer.

Actes de la Soc. Linn. de Bordeaux, ib., p. 274, avec figures.

Observations microscopiques sur la Clavaire brillante D. C.

Actes de la Soc. Linn. de Bordeaux, ib., p. 274, avec figures.

Note sur une variété de Chêne.

Actes de la Soc. Linn. de Bordeaux, ib., p. 276, avec figures.

Note sur le *Merulius cucullatus*, BRONDEAU.

Actes de la Soc. Linn. de Bordeaux, 1845, tom. 14, p. 121.

Examen microscopique de deux cryptogames de la France et description de cinq espèces nouvelles de cryptogames, par L. de Brondeau.

Actes de la Soc. Linn. de Bordeaux, 1851, tom. 17, p. 296, avec planches.

Note additionnelle au mémoire précédent, ib., p. 382.

Note sur la Clavaire crépue des anciens auteurs.

Actes de la Soc. Linn. de Bordeaux, 1852, tom. 18, p. 154.

Description du genre *Laterradea*, par L. de Brondeau.

Actes de la Soc. Linn. de Bordeaux, 1852, tom. 18, p. 362, avec 1 planche.

Description de l'*Agaricus cepæstipes*, Souw.

Actes de la Soc. Linn. de Bordeaux, 1852, tom. 18, p. 459, avec 1 planche.

La même description reproduite dans l'*Ami des champs*. Bordeaux, 1853, p. 209.

Description d'une nouvelle espèce de Tremelle, par M. L. de Brondeau.

Archives de Flore de F. Schultz. Wissembourg, 1854, p. 59.

Description du *Cladosporium Dufourii*, par M. L. de Brondeau.

Ib., p. 59, avec planche.

Description de Cryptogames nouveaux, par M. L. de Brondeau. Ib., p. 163.

Les dessins qui devaient accompagner ce mémoire sont restés inédits.

Observations pour servir à la classification des genres *Fusarium* et *Fusidium* de Linck. Ib., p. 167.

Description de deux Cryptogames nouvelles, découvertes sur la vigne malade.

Actes de la Soc. Linn. de Bordeaux, 1856, tom. 20, p. 117.

Note sur le genre *Conoplea* de Persoon.

Actes de la Soc. Linn. de Bordeaux, 1855, tom. 20, p. 120.

Illustrations iconographiques et microscopiques de quelques Cryptogames de France, par M. L. de Brondeau.

Agen, P. Noubel, 1856-1857. Texte in-8°, atl. in-4°.

20 pages et 2 planches.

Il n'a paru que la première livraison de ce recueil.

www.ingramcontent.com/pod-product-compliance
Ingram Content Group UK Ltd.
Pitfield, Milton Keynes, MK11 3LW, UK
UKHW020228200726
13856UKWH00004B/1647

9 782011 763785